T$_d^{120}$
86

PATHOGÉNIE & TRAITEMENT

DES

ABCÈS URINEUX

CONSÉCUTIFS AUX

RÉTRÉCISSEMENTS DE L'URÈTHRE

PAR LE DOCTEUR LAVAUX

Ancien Interne des Hôpitaux

CIVRAY

IMPRIMERIE EUGÈNE MOREAU

RUE LOUIS XIII

1891

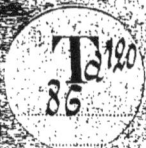

PATHOGÉNIE & TRAITEMENT

DES

ABCÈS URINEUX

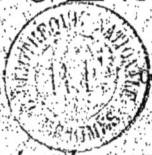

CONSÉCUTIFS AUX

RÉTRÉCISSEMENTS DE L'URÈTHRE

Par le docteur LAVAUX

Ancien Interne des Hôpitaux.

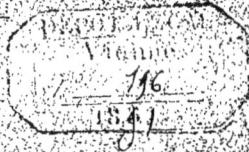

CIVRAY

IMPRIMERIE EUGÈNE MOREAU

RUE LOUIS XIII

1891

PATHOGÉNIE & TRAITEMENT

DES

ABCÈS URINEUX

Consécutifs aux rétrécissements de l'urèthre.

————~~~~————

La pathogénie, a dit M. Bouchard, est la voie la plus directe vers la thérapeutique. La fièvre urineuse m'a permis récemment, au *cinquième Congrès français de chirurgie*, de montrer combien est juste cette opinion du savant professeur de la Faculté de Paris. Aujourd'hui, je voudrais en prouver encore la justesse en étudiant chez les urinaires non plus l'infection générale, mais une variété de l'infection locale, l'abcès urineux, et particulièrement l'abcès urineux consécutif à un rétrécissement de l'urèthre.

Dans l'immense majorité des cas, ces abcès siègent au début en arrière de la stricture uréthrale. Les chirurgiens ont fait remarquer depuis longtemps que la muqueuse de la portion de l'urèthre située en arrière du rétrécissement, portion ordinairement dilatée, est souvent enflammée. Une ulcération suivant les uns, une déchirure de la paroi uréthrale suivant les autres, permettrait, à un certain moment, à l'urine de suinter pour ainsi dire à travers les parois du canal et de pénétrer lentement dans le tissu cellulaire périuréthral. Les abcès en question seraient donc produits par l'urine infiltrée dans les mailles de ce tissu cellulaire. Voici du reste comment s'est exprimé Gosselin : « Derrière les rétrécissements uréthraux, la muqueuse est non seulement congestionnée, mais amincie et quelquefois ulcérée ou fissurée dans ses couches superficielles. A un certain moment, dans un effort de miction, la fissure se creuse davantage, dépasse les limites du derme et permet à une gouttelette d'urine de franchir la paroi uréthrale et de séjourner dans le tissu cellulaire extérieur. Après la miction, le fond de la petite brèche se cicatrise et la fissure redevient superficielle, si bien qu'aux mictions suivantes l'urine ne sort plus du tout de sa voie normale; mais la quantité échappée dont j'ai parlé provoque une inflammation du tissu cellulaire périuréthral, inflammation vive si la quantité de liquide sorti a été un peu considérable, modérée et subaiguë si cette quantité a été minime. Le plus souvent cette inflammation se termine au bout de dix, douze, quinze jours par suppuration, et c'est alors qu'au phlegmon succède l'abcès urineux, ainsi nommé, d'abord parce qu'il est d'origine urineuse, et ensuite parce qu'une fois ouvert il laisse souvent passer de l'urine au moment des mictions. » Et Gosselin explique ce fait en disant qu'elle plus souvent l'abcès s'ouvre à la fois au dehors et dans l'urèthre.

Suivant la plupart des auteurs, c'était donc l'urine qui était la véritable cause des abcès dits urineux. Cependant Civiale avait fait remarquer que dans un assez grand nombre de cas, il était impossible d'apercevoir aucun vestige de communication entre ces abcès et l'urèthre, et il avait ajouté : « Ces abcès paraissent avoir lieu de deux manières, soit que l'urine transsude à travers les parois uréthrales, quoiqu'il n'existe aucune solution de continuité appréciable et que le canal présente seulement des traces d'un travail inflammatoire, soit qu'une irritation prolongée de la membrane muqueuse uréthrale et des tissus qu'elle recouvre se propage au loin par voie de continuité ou seulement de sympathie.

Civiale a fait remarquer encore que dans certains cas, très rares il est vrai, il a constaté l'existence d'abcès urineux siégeant en avant des rétrécissements. Après l'évacuation du pus, dit-il, il resta une espèce de cordon ligamenteux, que l'on sentait très distinctement sous le doigt, cordon étendu des téguments au canal.

Il est évident que dans ces derniers cas, le mécanisme indiqué par Voillemier et adopté par Gosselin et la plupart des chirurgiens n'est guère admissible. En effet, la pression de l'urine en avant du rétrécissement est très faible. Par contre, la muqueuse uréthrale est parfois enflammée à ce niveau. Les parois de l'uréthre y sont également exposées à un traumatisme pendant l'introduction des instruments destinés à dilater le rétrécissement. Nous verrons bientôt que ce sont là des particularités importantes qu'il était bon de rappeler, car elles permettent d'expliquer la formation de cette variété rare d'abcès urineux.

Voilà donc une première objection à la théorie ancienne : il n'est pas démontré que dans tous les cas d'abcès urineux que nous étudions il y ait pénétration de l'urine dans le tissu cellulaire périuréthral.

Nous devons nous demander maintenant si l'urine qui ne contient pas de micro-organismes peut produire la suppuration. On sait aujourd'hui que celle-ci, dans l'immense majorité des cas, est liée à la présence de microbes; mais on sait également que la suppuration sans microbes existe. Ainsi, on peut provoquer la formation du pus par l'injection de substances chimiques aseptiques : l'essence de térébenthine, le mercure, par exemple. Quant à l'urine aseptique, elle jouerait le rôle d'un irritant atténué, elle ne provoquerait pas la suppuration. Mais si ce liquide

contient une substance irritante, l'essence de térébenthine
entre autres, il est possible qu'il détermine alors de la
suppuration. On sait combien cette substance, quoique
modifiée à son passage dans l'appareil urinaire, peut irri-
ter la muqueuse uréthro-vésicale si elle a été absorbée
à dose élevée. C'est là une particularité sur laquelle je
crois devoir insister. Parfois, en effet, on prescrit encore
aujourd'hui l'essence de térébenthine à dose élevée dans
certaines maladies des voies urinaires. Dans quelques
cas même, elle n'est nullement indiquée. Eh bien, il
est bon de se rappeler que cette substance est loin d'être
inoffensive, que chez les malades dont nous nous occupons, entre autres, elle peut contribuer à produire la
suppuration.

On sait également que les poisons bactériens s'éliminent
en grande partie par l'urine. Or, certains de ces poisons
font du pus au point où ils sont injectés. Si l'urine en
contenait une quantité suffisante, elle pourrait donc déterminer de la suppuration en pénétrant dans le tissu cellulaire périuréthral.

Mais les différents cas que je viens de citer sont excep-
tionnels. Habituellement, les abcès urineux sont dus à la
pénétration dans le tissu cellulaire périuréthral de microbes contenus dans les voies urinaires. Le plus souvent,
ces micro-organismes y pénètrent brusquement avec une
faible quantité d'urine. Parfois, au contraire, c'est lentement qu'ils franchissent les limites des parois de l'urèthre.
Comme l'avait fait remarquer Civiale, il y a propagation
de l'inflammation des parois uréthrales au tissu cellulaire
voisin. Enfin, dans quelques cas, c'est un traumatisme
des parois du canal, en avant du rétrécissement, qui permet aux microbes contenus dans les voies urinaires de
pénétrer dans le tissu cellulaire périuréthral.

Quels sont les microbes qui peuvent déterminer des abcès urineux ?

Parmi les nombreuses variétés que l'on aurait rencontrées dans les urines pathologiques, on a cité des *micrococques* pyogènes, le *streptococcus pyogenes*, le *staphylococcus aureus*, et surtout la *bactérie septique de la vessie*. On a parlé aussi d'un *bacille* qui provoquerait très rapidement des accidents gangréneux. Tous ces micro-organismes peuvent produire du pus. Suivant M. Bouchard, la fonction pyogène, en effet, n'appartient pas exclusivement à certains microbes, comme on l'avait cru tout d'abord ; elle n'est pas pour eux une fonction essentielle. Les microbes pathogènes, en général, peuvent faire tantôt l'infection générale, tantôt l'inflammation locale.

Les deux infections peuvent aussi se manifester successivement. On l'a constaté avec la bactérie septique de la vessie. On aurait vu celle-ci produire seule d'abord un abcès urineux, c'est-à-dire l'infection locale, puis, à la suite d'une uréthrotomie interne permettant le contact d'une plaie uréthrale avec le contenu de l'abcès, produire l'infection générale avec élévation considérable de la température. La mort peut même survenir dans ces cas au bout de quelques heures.

Le même fait peut être noté avec le streptocoque ; mais ici se présente une particularité importante sur laquelle je tiens à insister. Dans une leçon sur l'inflammation, M. le professeur Bouchard nous disait récemment : « J'ai établi que la résistance plus grande de l'organisme favorise le développement de la lésion locale, et que, à son tour, la lésion locale augmente la résistance à l'infection générale. L'inflammation, l'inflammation suppurative surtout, serait une protection contre cette infection. Parmi leurs sécrétions, à côté des matières toxiques ou nuisibles,

certains microbes fabriquent des matières vaccinantes.
Ce que je sais de ces matières, c'est que pendant leur
séjour dans l'organisme, elles impressionnent les cellules
animales au point de changer la nutrition d'une façon
durable. Le milieu vivant désormais n'est plus chimique-
ment ce qu'il était avant, il peut devenir plus défavorable
aux microbes : c'est l'état bactéricide, c'est la caractéris-
tique des vaccinés, aujourd'hui démontrée pour sept
microbes, en particulier pour le streptocoque, c'est la
condition qui crée l'immunité acquise. »

Lorsque l'abcès urineux est dû exclusivement au streptocoque, il est donc possible qu'à un certain moment il y
ait immunité acquise et par suite qu'il n'y ait aucun dan-
ger d'infection générale. La guérison de l'infection locale
pourrait même survenir spontanément dans ces cas.
« Dans ce milieu bactéricide, dit M. Bouchard, le microbe s'atténue, sécrète en moindre quantité la substance
qui s'oppose à la diapédèse. Désormais les vaisseaux
cèdent à la sollicitation locale, laissent sortir plus abon-
damment les leucocytes, qui triomphent définitivement
des bactéries. C'est le cas pour le streptocoque.

« Quand la maladie est arrêtée, quand les bactéries
sont mortes, quand leurs produits ont été résorbés et éli-
minés, il ne reste plus dans le tissu malade que les cellules nées de la prolifération des éléments conjonctifs,
cellules qui pourront ou s'atrophier ou s'organiser en éléments définitifs. Il reste aussi des cellules venues du
sang : les unes, encore vivantes, gagneront les voies
lymphatiques; les autres, mortes, constituant le pus,
seront évacuées mécaniquement. Mais il se peut faire
aussi qu'elles soient englobées et dissoutes par d'autres
phagocytes qui, cette fois, ne périront pas. » Dans ce der-
nier cas, ce serait la guérison absolument spontanée, sans
aucune intervention.

Telle me paraît être la pathogénie des abcès urineux consécutifs aux rétrécissements de l'urèthre. Le fait capital, qui mérite surtout d'être retenu, c'est qu'il s'agit presque toujours d'une *infection locale* qui peut être produite par plusieurs variétés de microbes, mais qui présente certaines particularités suivant la variété de ces micro-organismes à laquelle est due l'abcès urineux et probablement suivant leur association lorsqu'il en existe à la fois deux ou plusieurs variétés. C'est dans l'urine, dans la paroi uréthrale enflammée, en arrière du rétrécissement surtout, que siègent primitivement ces microbes. Leur pénétration dans le tissu cellulaire périuréthral a lieu en général brusquement au moment de la miction; elle se fait à travers une solution de continuité de la paroi du canal, en arrière de la stricture uréthrale. Elle est accompagnée de l'issue d'une quantité ordinairement très faible d'urine dans ce tissu cellulaire.

Passons maintenant au *traitement* des abcès urineux dont nous nous occupons. Les considérations qui précèdent permettent d'en formuler facilement les indications.

Au point de vue du *traitement préventif*, il existe deux grandes indications : 1° Éviter l'infection des voies urinaires chez les rétrécis; 2° Rendre au canal son calibre normal dès que l'on a reconnu la stricture uréthrale. La première indication est capitale, puisque l'abcès urineux est presque toujours dû à des microbes contenus d'abord dans les voies urinaires et à certaines de leurs sécrétions. Or, chez les rétrécis, l'infection des voies urinaires reconnaît presque toujours pour cause un cathétérisme pratiqué avec des précautions antiseptiques insuffisantes. Dans un travail sur le cathétérisme publié cette année, j'ai rappelé les précautions qu'il est nécessaire de prendre pour éviter cette infection des voies urinaires inférieures lorsqu'on doit introduire une bougie ou une sonde dans l'urèthre et dans la vessie (1). Je n'y reviens pas.

Si les voies urinaires sont infectées lorsque le malade vient consulter, il faut les rendre aseptiques le plus tôt possible. Aujourd'hui, l'infection de l'urèthre et même de la vessie peut être traitée directement chez les rétrécis, grâce au lavage de la vessie sans sonde (2); aussi la guérison de l'uréthro-cystite chez ces malades est-elle rapidement obtenue dans la grande majorité des cas. Mais s'il existe également de l'urétéro-pyélo-néphrite, il faut recourir en même temps au traitement médical et l'asepsie des voies urinaires n'est alors obtenue qu'au bout d'un temps beaucoup plus long.

La seconde indication que j'ai signalée présente aussi une grande importance. On sait en effet que plus le rétrécissement de l'urèthre est serré, plus les lésions de la paroi du canal en arrière de la stricture sont accusées et par suite plus il y a de chances de voir cette paroi se rompre sous l'influence de l'impression de l'urine pendant les efforts que fait le malade pour vider sa vessie. Il faudra donc dilater le rétrécissement aussitôt qu'il aura été diagnostiqué.

Voilà pour le traitement préventif. Voyons maintenant quelle est la conduite à tenir lorsque l'abcès urineux existe déjà au moment où le malade vient consulter pour la première fois. C'est une partie de mon sujet sur laquelle je tiens à insister. Je me propose en effet de démontrer que l'on peut obtenir la guérison beaucoup plus rapidement que ne l'obtiennent aujourd'hui la plupart des chirurgiens qui s'occupent tout particulièrement des affections

(1) Lavaux. Revue gén. de clin. et de thérap. Mars 1891.
(2) Lavaux. Bull. de l'Acad. de Méd., 1887.

des voies urinaires et par des moyens beaucoup plus simples que ceux préconisés par les auteurs.

Banal par lui-même, l'abcès urineux n'est grave que par les complications auxquelles sont exposés les rétrécis atteints de cette variété d'infection locale. Or, parmi ces complications, il en est surtout trois importantes qu'il faut chercher à éviter : 1° l'infection générale; 2° l'infiltration urineuse, mode de terminaison des abcès urineux sur lequel Gosselin a beaucoup insisté; 3° les fistules urinaires.

Les détails dans lesquels je suis entré en étudiant la pathogénie de ces abcès urineux montrent que la première complication est surtout sous la dépendance de l'infection des voies urinaires. Quant aux deux dernières complications, elles sont causées principalement par la stricture uréthrale. Nous retrouvons donc ici les deux indications que je viens de signaler à propos du traitement préventif : 1° Réaliser l'asepsie des voies urinaires; 2° Rendre au canal son calibre normal.

Je ne reviendrai pas sur la première indication, mais je tiens à entrer dans quelques détails au sujet de la seconde. A quel procédé doit-on recourir pour traiter la stricture uréthrale? Tous les auteurs reconnaissent que l'uréthrotomie interne présente ici de grands dangers. La plaie uréthrale se trouvant infectée par le contenu de l'abcès, l'opération est ordinairement suivie de l'infection générale, qui peut elle-même causer la mort au bout de quelques heures. Cependant il est bon d'agir vite dans ces cas. Eh bien, il existe un moyen simple de donner rapidement au canal un certain calibre : c'est la dilatation permanente. Faite avec les précautions que j'ai indiquées (1), elle est inoffensive. Chez trois malades de l'hôpital Saint-Louis, dont j'ai déjà cité les observations, et qui étaient entrés

(1) *Leçons pratiques sur les maladies des voies urinaires*, Paris 1890.

dans le service de M. Péan pour une infiltration d'urine,
je pus introduire le cinquième jour chez l'un une bougie
n° 19, chez le second un n° 21, et chez le troisième un n° 27.
Il est vrai que j'avais eu également recours chez ces trois
malades à la *divulsion progressive*, qui du reste ne fut
suivie d'aucune complication. La guérison de ces trois
malades fut au contraire rapidement obtenue. Mais voici
une observation plus intéressante encore. Il s'agit d'un
quatrième malade de l'hôpital Saint-Louis.

S... Charles, 43 ans, ébéniste, entre à l'hôpital Saint-Louis,
salle Nélaton, n° 11, le 25 juillet 1888.

Pas de traumatisme de l'urèthre ; une seule blennorrhagie il y
a 19 ans.

En 1887, le malade remarque que son jet d'urine est devenu
assez faible, et au mois de juillet il éprouve pour la première fois
une notable difficulté à uriner. Six mois plus tard, symptômes de
cystite.

Il y a un mois environ, apparition d'une tumeur au niveau du
périnée ; accès fébriles assez violents survenant tous les trois ou
quatre jours. Le malade ne consulte aucun médecin. Cataplasmes.

Aujourd'hui, grande difficulté à uriner, urines très purulentes,
mictions fréquentes, impérieuses et douloureuses. Depuis huit
jours, écoulement de pus par l'urèthre. Abcès du volume d'une
noix au niveau du périnée. Les téguments sont intacts. Pas de
fistules urinaires.

Le malade est très faible ; sa face est légèrement œdémateuse ;
appétit médiocre. Constipation. Après avoir filtré l'urine, on constate qu'elle contient une quantité notable d'albumine.

Lavage de l'urèthre, puis lavage de la vessie sans sonde.
Aucun explorateur ne peut franchir la région périnéo-bulbaire.
Une bougie n° 6 est introduite facilement. On passe ensuite successivement des bougies jusqu'au n° 11. Nouveau lavage de
l'urèthre et de la vessie sans sonde. Pas de bougie à demeure.

Le 26. — Le malade n'a pas eu de fièvre ; il urine beaucoup plus
facilement. Je passe successivement des bougies jusqu'au n° 15.
Mêmes précautions antiseptiques.

Le 27. — L'urine contient beaucoup moins de pus; la tuméfaction périnéale a notablement diminué; mais il s'écoule toujours du pus par l'urèthre. Pas de fièvre. Je passe successivement des bougies jusqu'au n° 18. Précautions antiseptiques habituelles.

Le 28. — Le malade va de mieux en mieux. Je passe une bougie n° 20. Mêmes précautions antiseptiques.

Le 5 août. — On a fait tous les jours un lavage de l'urèthre, un lavage de la vessie sans sonde et l'on a maintenu la dilatation au n° 20. La cystite a disparu; il ne s'écoule plus de pus par l'urèthre; la tuméfaction périnéale n'existe plus; l'abcès urineux est guéri; l'état général est bon. Exeat.

Voilà donc un abcès urineux qui a rapidement guéri sans intervention directe et sans uréthrotomie interne. Il a suffi de dilater le rétrécissement uréthral et de faire disparaître l'infection des voies urinaires inférieures pour obtenir ce résultat. Il est vrai que l'abcès communiquait avec le canal. La solution antiseptique injectée sans sonde dans la vessie a dû pénétrer aussi dans le foyer de l'abcès et contribuer à la guérison.

Je ne puis dire quel était le microbe qui, dans ce cas, avait causé l'infection locale, l'examen bactériologique du pus contenu dans la poche purulente n'ayant pas été fait. Peut-être s'agissait-il du streptocoque.

Mais ce n'est là qu'une partie de l'histoire pathologique de ce malade. La seconde partie n'est pas moins intéressante que la première. La voici :

Le 16 octobre 1890, plus de deux ans après sa sortie de l'hôpital Saint-Louis, ce malade vient me trouver à la clinique. Il me raconte qu'il est entré le mois précédent dans un hôpital de Paris. Il avait, me dit-il, un nouvel abcès au périnée. Un chirurgien du bureau central, professeur agrégé à la Faculté, l'examine, pratique une incision au niveau du périnée, mais ne s'occupe ni du rétrécissement ni de l'infection des voies urinaires inférieures. Ce n'est que l'avant-veille du jour où je vis ce malade que le chirurgien aurait exploré l'urèthre et constaté que le rétrécissement laissait passer difficilement une bougie n° 7. Il veut alors pratiquer l'uréthrotomie interne. Le malade refuse de se laisser opérer. On lui donne immédiatement son exeat.

Le 16 octobre, voici ce que je constate. L'incision périnéale n'est pas complétement guérie ; il existe à ce niveau une fistule qui laisse passer de l'urine au moment des mictions. L'état général est mauvais ; les urines sont purulentes, il existe une douleur vive au niveau des reins. Après avoir pratiqué le lavage de l'urèthre et le lavage de la vessie sans sonde, je constate que le rétrécissement ne laisse passer qu'une bougie n° 7. J'introduis ensuite une bougie n° 5, que je fixe. Térébenthine de Venise cuite.

Le 17. — Je passe le n° 8, n° 6 à demeure. Mêmes précautions antiseptiques.

Le 20. — Je passe le n° 10, n° 8 à demeure. Lavage de l'urèthre et lavage de la vessie sans sonde.

Le 22. — J'introduis le n° 11, n° 9 à demeure. Antisepsie habituelle.

Le 24. — Je passe le n° 12, n° 10 à demeure. Mêmes précautions antiseptiques.

Le 27. — J'introduis le n° 30 des cathéters que j'emploie pour faire la *divulsion progressive*. Lavage de l'urèthre et lavage de la vessie sans sonde. Bougie n° 10 à demeure.

Le 29. — Je passe le cathéter n° 36. Mêmes précautions antiseptiques. Bougie n° 10 à demeure.

Le 31. — Le malade va de mieux en mieux, mais il a toujours de l'urétéro-pyélo-néphrite. J'introduis le cathéter n° 43 ; il s'écoule quelques gouttes de sang. Un seul lavage de l'urèthre et de la vessie sans sonde dans les vingt-quatre heures. Bougie n° 10 à demeure.

Le 1er novembre. — Le malade a eu pour la première fois cette nuit un léger accès fébrile. Aujourd'hui, il va bien. Lavage de l'urèthre et lavage de la vessie sans sonde. Bougie n° 10 à demeure.

Le 3. — Va bien. Une bougie en gomme n° 20 passe facilement. Antisepsie habituelle. Pas de bougie ni de sonde à demeure.

Le 5. — La dilatation se maintient ; la douleur rénale a disparu ; les urines ne contiennent presque plus de pus ; l'état général s'est considérablement amélioré. Le malade reprend son travail.

Le 6 et le 7. — Lavage de l'urèthre et lavage de la vessie sans sonde.

Le 10. — La fistule périnéale est guérie. Peu de pus dans l'urine. Etat général excellent. Je passe une bougie n° 20. Mêmes précautions antiseptiques.

Le 24. — Le n° 20 passe bien. On fait deux cathétérismes par semaine.

Le 15 décembre. — La dilatation se maintient. Un seul cathétérisme par semaine.

Le 22 janvier 1891. — J'introduis facilement une bougie n° 20. Un seul cathétérisme tous les quinze jours.

Le 19 février. — La dilatation se maintient. Lavage de l'urèthre et lavage de la vessie sans sonde.

Cette observation est intéressante à plusieurs points de vue. D'abord, elle permet de comparer les résultats fournis par le traitement pathogénique des abcès urineux que nous étudions avec les résultats obtenus par le traitement classique, qui consiste à appliquer ici le traitement des abcès en général, c'est-à-dire à inciser rapidement et largement l'abcès urineux. Quant au rétrécissement de l'urèthre, on s'en occupera plus tard, dit-on, car il est prudent d'épargner au canal toute manœuvre tant que la cavité purulente n'est pas entièrement détergée, tant qu'elle peut servir de source d'infection. Et l'on ajoute que lorsqu'on pourra intervenir on devra pratiquer l'uréthrotomie interne.

Dans l'observation qui précède, les avantages qu'a présentés le traitement pathogénique sur le traitement classique sont trop évidents pour qu'il soit nécessaire d'y insister. Mais je voudrais montrer combien est peu logique le traitement des abcès urineux adopté jusqu'à présent par l'immense majorité des chirurgiens. On ne doit pas traiter la stricture uréthrale dès le début, dit-on, parce qu'on déterminerait l'infection générale et quand la cavité purulente est détergée on conseille de pratiquer l'uréthrotomie interne. Il semble qu'à ce moment là il n'y ait plus à craindre l'infection générale. C'est une grave erreur. On oublie que l'infection des voies urinaires précède et accompagne l'abcès urineux, qu'elle persiste après cet abcès, puisqu'on n'a rien fait pour la combattre. L'uréthrotomie interne peut donc encore déterminer dans ces conditions l'infection générale. Dans un cas, on a même vu, à l'hôpital Necker, le malade succomber douze heures après cette opération.

Le traitement classique est aussi illogique, parce qu'il favorise l'une des trois complications que j'ai signalées : la fistule urinaire. Les auteurs font remarquer que ces fistules sont loin d'être rares après l'application de ce mode de traitement. Ce fait est facile à expliquer. Comme on ne traite pas de suite la stricture uréthrale, qui est ordinairement très serrée dans ces cas, une grande quantité d'urine s'écoule à chaque miction par l'abcès incisé. La solution de continuité du canal, au lieu de se cicatriser, persiste et peu à peu le trajet fistuleux s'organise, d'où la difficulté et parfois l'impossibilité d'en obtenir plus tard la guérison.

Une autre circonstance défavorable à la guérison de la fistule dans ces cas, c'est la difficulté que l'on éprouve à rendre au canal son calibre normal lorsqu'on intervient ainsi tardivement. Cette particularité est très nette dans l'observation que je viens de citer. La première fois, j'avais pu chez ce malade traiter en quelques jours son rétrécissement en employant simplement la dilatation temporaire.

La seconde fois au contraire, après l'application du traitement classique de l'abcès urineux, j'ai dû recourir à la dilatation permanente et même faire trois séances de *divulsion progressive* pour rendre au canal son calibre normal.

Cette difficulté est une conséquence de l'inflammation du tissu cellulaire périuréthral. Une partie des cellules nées de la prolifération des éléments conjonctifs s'organise en éléments définitifs plus ou moins rétractiles si l'on ne traite pas le rétrécissement dès le début. Si l'on intervient de bonne heure, au contraire, la compression produite par le passage des instruments détermine l'atrophie de ces cellules.

Le traitement classique des abcès urineux repose également sur des données inexactes. Ainsi, on admet que pour rendre au canal son calibre normal il est absolument nécessaire dans ces cas de pratiquer l'uréthrotomie interne. Or, il n'en est rien : les observations que je viens de citer le prouvent.

Il est encore inexact de dire qu'au début du traitement toute manœuvre sur l'urèthre doit causer l'infection générale. Les observations que je viens de rappeler montrent que l'on peut au contraire dilater le rétrécissement dans ces conditions sans déterminer de complications. Il suffit pour obtenir ce résultat de prendre des précautions antiseptiques rigoureuses.

Mais, dira-t-on, le traitement pathogénique seul n'est applicable que dans certains cas. Le plus souvent, il faudra inciser l'abcès urineux. Je ne le conteste pas. J'ai moi-même pratiqué cette incision chez deux autres malades de l'hôpital Saint-Louis dont je n'ai pas encore parlé ; mais j'ai eu soin d'appliquer d'abord le traitement pathogénique. Ce n'est qu'après avoir dilaté la stricture uréthrale jusqu'au n° 16 chez l'un de ces malades et jusqu'au n° 13 chez l'autre que j'ai pratiqué cette incision. On

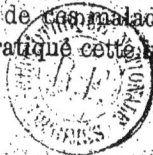

évite ainsi plus sûrement la fistule urinaire consécutive à l'incision de ces abcès. On a soin du reste de continuer cette dilatation après l'ouverture de la poche purulente et de faire des lavages de la vessie sans sonde. Une partie du liquide antiseptique passe par le foyer purulent, le déterge et en favorise la cicatrisation.

Soit, pourra-t-on dire, mais l'incision hâtive de l'abcès urineux est le meilleur moyen de prévenir l'infiltration d'urine. Eh bien, je crois que le traitement pathogénique est encore à ce point de vue le plus logique, parce qu'il fait disparaître la cause de cette infiltration en rendant au canal son calibre normal. En effet, cette complication est due à l'obstacle que le rétrécissement de l'urèthre oppose à l'issue de l'urine. C'est sous l'influence des efforts que fait le malade pendant la miction que ce liquide augmente la solution de continuité de l'urèthre en arrière de la stricture, pénètre dans le foyer purulent et en franchit les limites. Du reste, il me semble qu'une bougie convenablement choisie et surtout une sonde placées à demeure, instruments nécessaires pour pratiquer la dilatation permanente, sont tout aussi efficaces que l'incision de l'abcès pour éviter l'infiltration d'urine.

Le traitement pathogénique des abcès urineux consécutifs aux rétrécissements de l'urèthre, est donc le plus logique, le plus simple, le plus rapide, le plus efficace et le plus inoffensif. Il peut être résumé de la façon suivante. Faire disparaître l'infection des voies urinaires, rendre au canal son calibre normal, en ayant recours simplement à la dilatation permanente et parfois à la *divulsion progressive*. En général, n'inciser l'abcès, lorsque cette intervention est nécessaire, qu'après avoir donné au canal un certain calibre et continuer la dilatation en prenant des précautions antiseptiques rigoureuses.

Un mot pour terminer sur l'incision des abcès urineux.

Lorsqu'il s'agit d'un abcès aigu, on fait ordinairement une seule incision, que l'on pratique sur la ligne médiane. Comme ces abcès siègent habituellement au niveau du périnée, dans la loge périnéale inférieure, si bien décrite par M. le professeur Richet, c'est sur le raphé médian du périnée que doit se faire l'incision.

Il en est de même dans un grand nombre de cas d'abcès urineux chroniques ; mais parfois l'opération est beaucoup plus compliquée dans cette dernière variété. En effet, la cavité purulente est quelquefois très irrégulière ; il existe aussi plusieurs trajets fistuleux. Ces trajets et l'urèthre sont plongés dans une gangue de tissu conjonctif épaissi, qui forme une véritable tumeur. Certains chirurgiens pratiquent alors l'extirpation de ce tissu pathologique. Récemment, j'ai vu M. Péan faire l'uréthrotomie externe et, comme on ne pouvait pas trouver le bout postérieur de l'urèthre, pratiquer la taille prérectale, découvrir ainsi l'urèthre postérieur, placer une sonde à demeure et suturer la paroi uréthrale. Cette observation sera publiée ultérieurement. M. Guyon conseille de pratiquer dans ces cas une incision médiane jusqu'à ce que l'on ait découvert le clapier central placé immédiatement sous l'urèthre, puis d'inciser les trajets fistuleux, d'enlever les fongosités qui en tapissent les parois et de faire l'abrasion des parois de la poche. Tels sont les principaux procédés employés. Je ne veux pas insister plus longtemps sur ces faits, que j'ai longuement étudiés dans mes leçons en décrivant le traitement des fistules urinaires, à l'histoire desquelles ils se rattachent plus particulièrement qu'à celle des abcès urineux proprement dits.

Paris, 14 mai 1891.

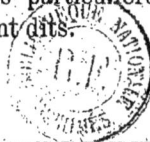

Civray (Vienne). — Imp. Eug. Moreau.

302

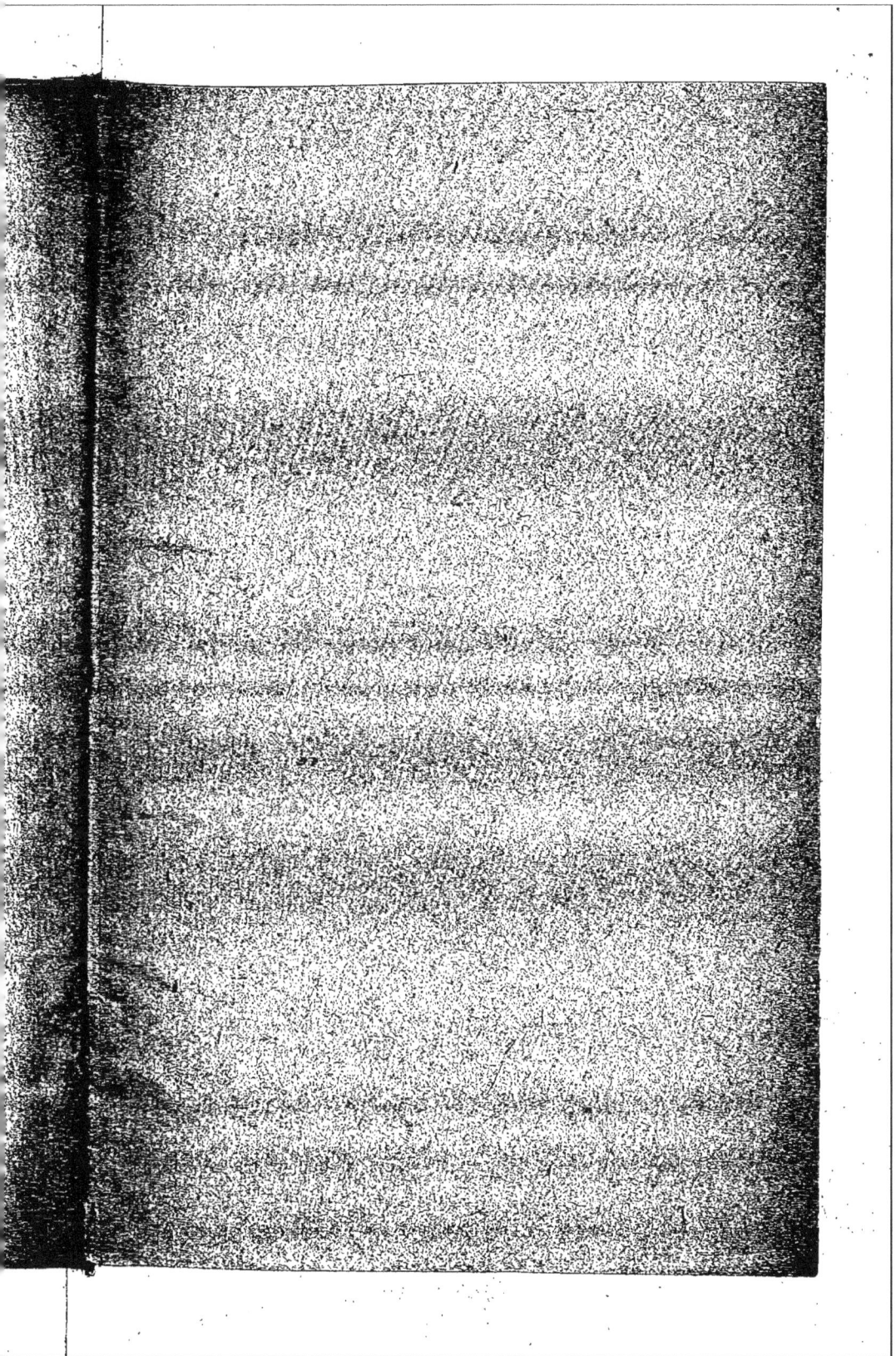

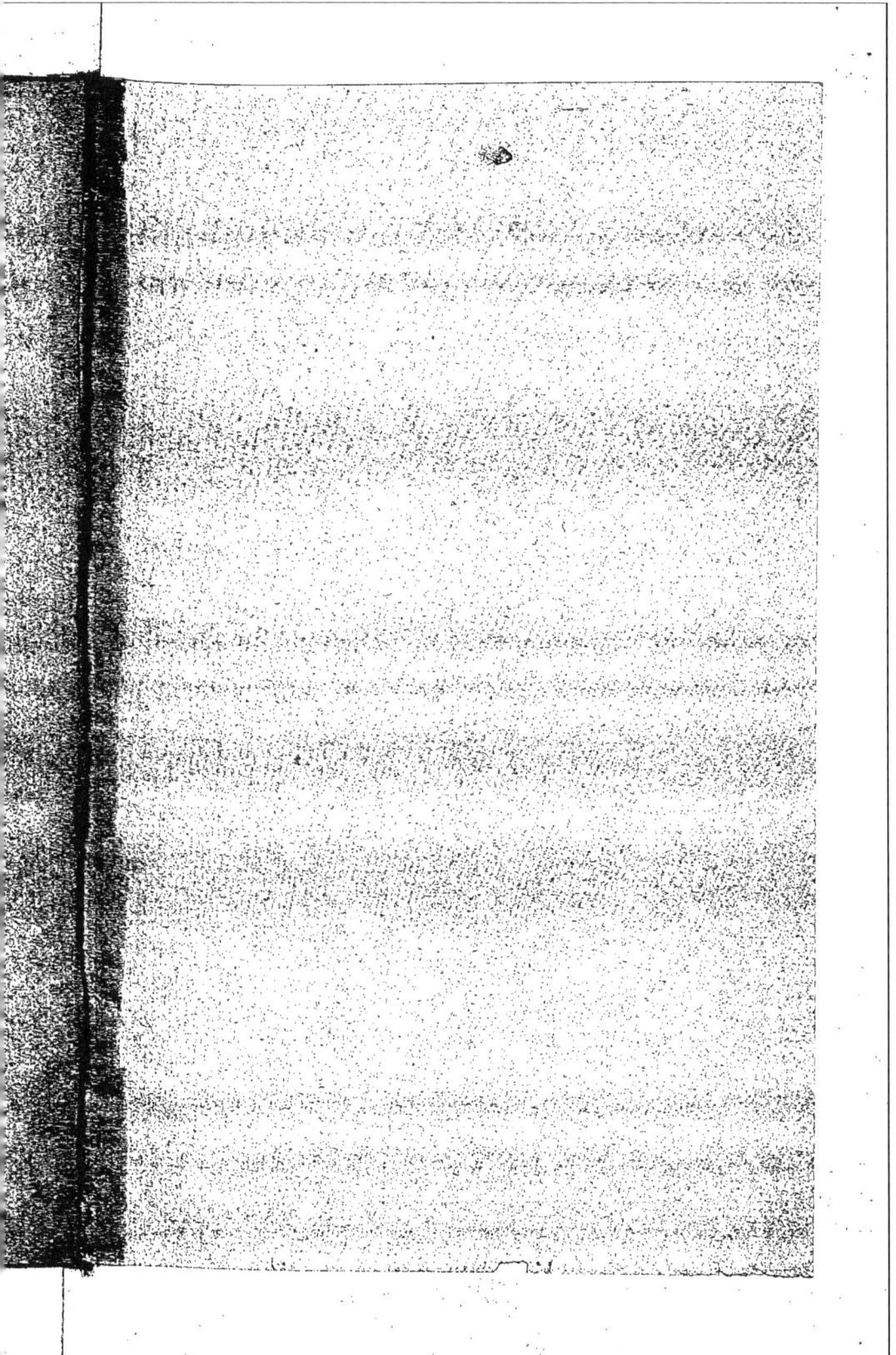

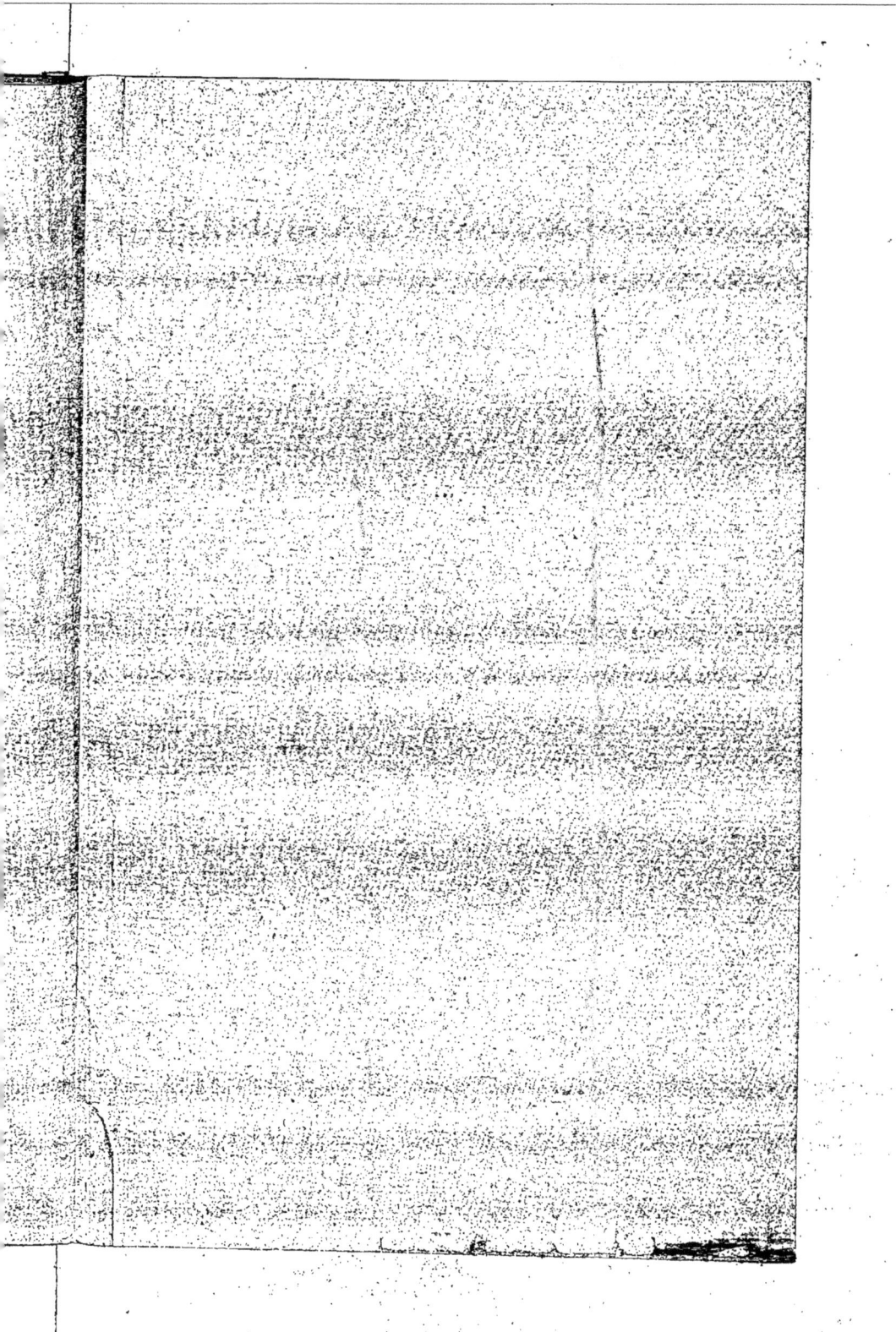

www.ingramcontent.com/pod-product-compliance
Lightning Source LLC
Chambersburg PA
CBHW060457200326
41520CB00017B/4814